Maritza Jacqueline Chuchuca Caiminagua

Intoxicaciones más comunes provocadas por plaguicidas en los humanos

Maritza Jacqueline Chuchuca Caiminagua

Intoxicaciones más comunes provocadas por plaguicidas en los humanos

Intoxicaciones más comunes provocadas por plaguicidas y sus efectos tóxicos en los seres vivos

PUBLICIA

Imprint

Cover image: www.ingimage.com

Publisher:
PUBLICIA
is a trademark of
International Book Market Service Ltd., member of OmniScriptum Publishing Group
17 Meldrum Street, Beau Bassin 71504, Mauritius

Printed at: see last page
ISBN: 978-620-2-43158-3

INTOXICACIONES MÁS COMUNES PROVOCADAS POR PLAGUICIDAS UTILIZADOS EN LA AGRICULTURA Y SUS EFECTOS TÓXICOS EN EL SER HUMANO

DEDICATORIA

En primer lugar este libro va dedicado a Dios, a mis queridos padres Ibelio Chuchuca Ajila y Flor Caiminagua Guaman, a mi novio Rubén Córdova y a cada una de mis hermanas/os, por su ayuda e invalorable apoyo.

Maritza Chuchuca

MENOS CONTAMINACION

MÁS SALUD

MARITZA JACQUELINE CHUCHUCA CAIMINAGUA

CONTENIDO

RESUMEN

Esta investigación se basó en diferentes intoxicaciones producidas por sustancias toxicas, entre ellos los de mayor uso por la comunidad, que son plaguicidas un elemento esencial para la producción agropecuaria, los cuales son de fácil manipulación y de libre comercio, de la misma manera que el mal uso o el uso excesivo de estos conllevan a intoxicaciones crónicas (lesiones y enfermedades) y agudas (producen la muerte), tanto para los humanos como animales que se ven contaminados mediante la inhalación, ingestión o contacto con la piel; en los últimos años mediante el conocimiento de los centros de salud, las intoxicaciones por plaguicidas son de mayor relevancia, que se ha vuelto unos de los problemas más serios y preocupantes de la salud pública en el Ecuador.

Las revisiones bibliográficas abordadas incluyeron; los usos más frecuentes, efectos sobre el medio ambiente y la salud humana, síndromes mutagénicos, carcinogénicos, teratogénicos y las alternativas de su empleo. De acuerdo a la normativa FAO se ha acumulado suficiente evidencia de los riesgos que conlleva el uso excesivo e indiscriminado de estos tóxicos que son perjudiciales para la salud y el ambiente. Este trabajo tiene como objetivo fundamental, advertir sobre las reacciones adversas que producen las diferentes intoxicaciones por plaguicidas y sus síndromes tóxicos, para fomentar el buen vivir y mejorar la salud, sabiendo utilizar de una manera adecuada las sustancias tóxicas relacionadas con la humanidad y el medio ambiente, para evitar próximas intoxicaciones.

Palabras claves: plaguicidas, carcinógenos, teratogénicos, mutagénicos, tóxicos.

ABSTRACT

This investigation was based on different intoxications produced by toxic substances, such as pesticides are an essential element for the agricultural production, which are easy to use and are trade freely, the excessive use of these elements lead to chronic (illness) and can cause death in humans and animals that are contaminated by inhalation, ingestion or skin contact; In recent years through the knowledge of health centers, pesticide poisonings are of have become serious and worrying problem for the public health in Ecuador.

The bibliographic reviews studied included; the frequent uses, effects on the environment and human health, mutagenic, carcinogenic and teratogenic syndromes and the alternatives of their use. According to FAO regulations, sufficient evidence has accumulated about the risks associated to the excessive and indiscriminate use of these toxic substances that are harmful for health and the environment. The main objective, of this work is to warn about the adverse reactions caused by different poisonings by pesticides and their toxic syndromes, to promote good living and improve health, knowing how to use toxins related to humanity and the environment, to prevent further intoxications.

Key words: pesticides, carcinogenic, teratogenic, mutagenic, toxic.

AGRADECIMIENTO

Con el fin de aportar y motivar a nuevas formas de investigación para en un futuro radicar la contaminación parcial o total por plaguicidas de fácil manipulación y de uso doméstico en los seres vivos, dedico este trabajo a quienes se sientan interesados en mejorar la calidad de vida de su comunidad.

En especial doy gracias a Dios que es nuestra fuente de sabiduría, a mis padres que siempre me motivaron a superarme.

Mis sinceros agradecimientos al Dr., Carlos García Gonzales que me dirigió en mi Proyecto, aportándome de una manera desinteresada, fuentes de información y dándome las pautas que se requería para obtener un trabajo de calidad. También mis agradecimientos de manera muy especial a mis hermanos por su apoyo incondicional tanto moral como económico.

Maritza Chuchuca.

INTRODUCCIÓN

“La Toxicología identifica y describe la naturaleza de la, dosis, incidencia, severidad, reversibilidad y generalmente se encarga de estudiar los mecanismos de los efectos adversos que producen las sustancias toxicas que causan daños reversible e irreversibles en el organismo” (1). Sin embargo, debido a la creciente dependencia de los productos químicos como signo del desarrollo de la humanidad, también ha aumentado la exposición y por lo tanto los riesgos debidos a los productos químicos durante la fabricación, el almacenamiento, el transporte y el uso. Esto requiere hacer conciencia de los efectos adversos, así como los niveles de exposición y la correlación con el estado de salud de las víctimas potenciales (1).

Un objetivo principal es promover el uso seguro de los productos químicos, como materiales industriales, como productos para el hogar o en el medio ambiente; teniendo conocimiento sobre el manejo del envenenamiento, el análisis de los agentes tóxicos, la identificación de los efectos tóxicos, la elucidación de los mecanismos de toxicidad, la caracterización de posibles riesgos químicos, para prevenir consecuencias potencialmente nefastas del uso de químicos (1).

Se considera que todas las sustancias químicas pueden causar daño (intoxicaciones crónicas) o matar (intoxicaciones agudas) si se encuentran a concentraciones suficientemente grandes durante períodos cruciales de tiempo, la dosis es el principal determinante de la toxicidad, sin embargo, un subconjunto de sustancias tiene efectos tóxicos relativamente específicos como los plaguicidas, estos son considerados muy dañinos basados en la experiencia humana y se consideran venenos o toxinas. En la actualidad, la selección de productos químicos para las pruebas toxicológicas está dictada por su potencial de uso, mediante la financiación de la investigación básica sobre los productos químicos y por la evidencia de efectos adversos específicos (2).

OBJETIVO GENERAL

Describir las sustancias toxicas y sus efectos adversos, para el mejoramiento de estilo de vida de la comunidad ecuatoriana evitando de esta manera futuras intoxicaciones.

OBJETIVOS ESPECÍFICOS

- Elaborar un blogger donde se indique las intoxicaciones producidas por plaguicidas y sus efectos teratogénicos, mutagénicos, carcinogénicos, en la salud humana.
- Resaltar los tóxicos más comunes en plaguicidas que provocan síndromes tóxicos reversibles e irreversibles en los seres vivos.

1. DESARROLLO

1.1. PLAGUICIDAS

Plaguicidas son sustancias químicas utilizados en la agricultura que significa cualquier sustancia o mezcla de sustancias destinada a prevenir, destruir o controlar cualquier plaga, incluyendo los vectores de enfermedades humanas o animales, especies no deseadas de plantas, que causan perjuicio al medio ambiente, seres vivos y a la producción agrícola. El uso intensivo de plaguicidas como, insecticidas, herbicidas, fungicidas y acaricidas son los que más conllevan a una intoxicación crónica, estando presentes no solo en suelos, cuerpos de agua y / o cultivos, sino la atmósfera, siendo una preocupación importante con respecto a la calidad del aire y la salud humana (2).

1.2. Clasificación de síndromes tóxicos de los plaguicidas

Carcinogénicos	**Insecticida** los de mayor riesgo **(DDT).**	**Otros: Clorados** (DDT, Clordano, Lindano, Metoxicloro, Pertane, Heptacloro, Aldrin, Dieldrin, Endrin, Isodrin). **Organofosforados**: (Acefato, clorpirifos, metil demetón, diazinon, dimetoato, etión, fenitrotión, triclorfón, mercaptotión, metil azinfos, metidation, triazofós. **Carbamatos:** (carbofurán, carbosulfán, metomil, pirimicarb, formetanato).
Mutagénicos	**Herbicidas** El de mayor riesgo **dibromuro de etileno**	**Otros**: **Sulfitos**: (glifosato, Imidazolinonas: imazaquim, imazetapir, imazapir). **Triazinas:** (Prometrina Acetanilidas: acetoclor, alaclor). **Derivados benzoicos:** (dicamba. Bromoxinil, Diazinas: Bentazón).
Teratogénicos	**Fungicidas Y herbicidas** El de mayor riesgo	**Otros: Metoxiacrilatos:** (azoxistrobina, Triazolesm, epoxiconazole, ciproconazole, difenoconazole, propiconazole, fenbuconazole, flutriafol, tebuconazole. **Flusilazole** (Bencimidazoles: Carbendazim, tiabendazol,

	Paraquat.	metil tiofanato). **Derivado del benceno:** clorotalonil, Ditiocarbamato, mancozeb).

Tabla 1. *Clasificación de síndromes tóxicos de los plaguicidas (2).*

1.3. carcinogénicos

La carcinogenicidad de los plaguicidas incluye alrededor de 60 ingredientes activos de insecticidas que casi no son de uso común. Entre los que todavía se usan es el Dicloro difenil tricloroetano (el agente es probablemente carcinógeno para los seres humanos) y su uso es altamente restringido, amitrole y diclorvos (el agente puede ser carcinogénico según la dosis para los seres humanos). Los humanos en la población general, la exposición prolongada a los plaguicidas se da mediante ingestión de residuos en los alimentos y en el agua potable o a través de otras rutas de exposición (es decir, dérmica e inhalación), al igual que los residentes mediante el uso de plaguicidas alrededor del hogar (3).

1.3.1. Dicloro difenil tricloroetano

1.3.1.1. Absorción

Las vías de absorción potenciales son la inhalatoria, la oral y la dérmica. La vía oral es la más importante y en estudios controlados se ha demostrado que el pico máximo del DDT en sangre se alcanza tres horas después de la ingesta finalmente, la absorción dérmica es limitada (3).

1.3.1.2. Mecanismo de acción

Ejerce su acción neurotóxica modificando la función normal de los canales de sodio de la membrana neuronal, los cuales son altamente sensitiva a cambios en el voltaje, que alteran la transmisión del impulso nervioso. En las membranas neuronales existe un equilibrio de los iones de sodio y de potasio que sirven para transmitir el impulso nervioso. Dicloro Difenil Tricloroetano también afecta otras funciones ligadas a la membrana, tales como la fosforilación oxidativa en las mitocondrias (4).

1.3.1.3. Síntomas de exposición

Moderadamente irritante para los ojos, la piel, lesiones de uñas y el sistema respiratorio, daño neurológico, el daño hepático, los efectos reproductivos y el daño genético (4).

1.3.1.4. Dosis tóxica

La inhalatoria por lo general es de importancia, ya que el tamaño de los cristales del DDT, ≥ 250 µm, induce la llegada a las profundidades del pulmón y paulatinamente son limpiadas por el epitelio respiratorio, para terminar siendo deglutidas (5).

1.3.1.5. Tratamiento

Cuando las intoxicaciones son leves se procede con lo siguiente; cuando se adquiere por vía oral se administra carbón activado para retardar los efectos que produce este toxico, luego se procede a realizar un lavado gástrico, en caso de la intoxicación cutánea se retira toda prenda del paciente y se elimina toda partícula existente del toxico con abundante agua y jabón por un por un tiempo aproximado de diez minutos. Caso contario si las intoxicaciones son severas se realiza la depuración renal (5).

1.4. Mutagénicos

Un mutágeno es un agente físico, químico o biológico que altera o cambia la información genética (usualmente ADN) de un organismo y ello incrementa la frecuencia de mutaciones por encima del nivel natural. Cuando numerosas mutaciones causan el cáncer adquieren la denominación de carcinógenos. Los plaguicidas son compuestos químicos capaces de alterar las estructuras del ADN de forma brusca, entre ellos los herbicidas son altamente tóxicos como por ejemplo dibromuro de etilo (6).

1.4.1. dibromuro de etilo

1.4.1.1. Absorción

Se absorben por inhalación, ingestión y dérmica. Son fácilmente absorbibles, ampliamente distribuidos y ampliamente metabolizados antes de ser excretados en heces, orina y / o en la bilis (6).

1.4.1.2. Mecanismo de acción

Su mecanismo de acción es por inhibición de la actividad de la acetilcolinesterasa, esto ocurre en las sinapsis nerviosas, en el cual el neurotransmisor acetilcolina actúa sobre la membrana pos sináptica a la que despolariza, de tal manera que deja de actuar y las células receptoras entran en reposo (7).

1.4.1.3. Síntomas de la exposición

Debilidad, pérdida de apetito, pérdida de peso, dolor de cabeza, mareos, temblores, náuseas, calambres estomacales, diarrea, transpiración, síntomas depresivos (8).

1.4.1.4. Dosis tóxica

El dibromuro de etilo es tres veces más pesado que el aire y puede acumularse. Después de ser aplicado en la tierra, los vapores pueden disiparse en el aire, afectando a las personas cercanas y causando lesión en la capa de ozono. La Dosis Letal 50 oral es de 214 mg/kg, inhalación 0.53 mg/ kg de aire (8).

1.4.1.5. Tratamiento

Si el plaguicida fue ingerido, se debe proceder a inducir el vómito o en casos graves realizar un lavado gástrico con carbón activado 1 g/kg de peso corporal y aplicar atropina por lo menos durante las primeras 24 horas. La N-acetilcisteína ofrece grupos sulfhidrilos reactivos para unirse al dibromuro de etilo libre, por lo cual se recomienda en el tratamiento. Las oximas son antídotos específicos, actúan reactivando la acetil colinesterasa inhibida, esto ocurre lentamente (9).

1.5. Teratogénicos

Los herbicidas y los fungicidas son agentes capaces de causar un defecto congénito. Generalmente, se trata de algo que es parte del ambiente al que está expuesta la madre durante la gestación. El paraquat es una sustancia hidrosoluble que se ioniza rápidamente en el organismo, es por esto que se le ha seleccionado como unos de los tóxicos que más probabilidades tiene de producir enfermedades teratogenicas (10).

1.5.1. Paraquat

1.5.2. Absorción

La absorción puede ser por vía oral, dérmica y por inhalación, son fácilmente absorbidas las partículas expendidas en el aire los mismos que producen daños hemorrágicos. La absorción dérmica es más probable cuando hay presencia de heridas abiertas, entra fácilmente al torrente sanguíneo y produce daños irreversibles en los riñones e hígado (11).

1.5.3. Mecanismo de acción

Una vez que alcanzan el torrente sanguíneo se distribuye por todo el organismo, pero principalmente en el riñón, hígado, corazón y pulmón, esto se debe a que tiene afín a los tejidos vascularizados. Atacan a los lípidos y dañan la membrana celular, provocando inflamación, edema y fibrosis; también desencadenan la cascada del ácido araquidónico, provocando de esta manera el aumento de líquido en el espacio intracelular, y se produce el edema pulmonar. Debido a que los radicales su peróxidos del paraquat se localizan rápidamente en presencia de oxigeno el órgano receptor o la célula diana es el pulmón luego se transporta a los neumocitos tipo I y II provocando así, fibrosis progresiva e irreversible pulmonar, y hasta puede llegar a ser mortal en intoxicaciones agudas (12).

1.5.4. Síntomas de exposición

Desmayo del cuerpo, inflamación de la garganta, náuseas o vómitos con presencia de sangre, asfixia, falta de apetito, malestar de estómago, irritación y sangrado de nariz, en dosis altas provoca (convulsiones, shok, coma y hasta la muerte) (13).

1.5.5. Dosis tóxica

La dosis depende de la vía de absorción y las fases de intoxicación, es por esto que según los datos encontrados en los casos clínicos, una intoxicación leve se da al ingerir menos de 20 mg/kg, las cuales traen como consecuencias el vómito, diarrea, ataques respiratorios etc. Las intoxicaciones graves que sobrepasan de 20 a 40 mg/kg, provocan depresión del sistema nervioso central, daños de los órganos como hígado, riñón y aparato digestivo. Cuando se sobrepasan de 41 mg/kg, se trata de una intoxicación aguda irremediable (14).

1.5.6. Tratamiento

Si el paciente esta consiente, primeramente inducir el vómito, si no se encuentra mejoría utilizar carbón activado para retardar el efecto toxico, luego aplicar apomorfina en dosis dependiendo la edad y peso del paciente es recomendable en adultos por vía intravenosa 0.04 mg/kg y por vía intramuscular 0.08 mg/kg, y luego realizar un lavado gástrico; también es recomendable la administración de antioxidantes como la superóxidodismutasa ya que tiene beneficios clínicos (15).

2. RUTAS DE EXPOSICIÓN DE LOS PLAGUICIDAS

La exposición a los plaguicidas puede ocurrir directamente de las actividades ocupacionales, agrícolas, y el uso doméstico, mientras que también pueden ser transferidos indirectamente mediante la dieta. Además, la población en general está expuesta a plaguicidas debido a su aplicación en campos de golf, alrededor de carreteras principales, etc. Las principales vías de exposición humana a los plaguicidas, aire, agua, suelo, flora y fauna (16).

2.1. Exposición dérmica

La exposición dérmica es una de las rutas más comunes y efectivas a través del cual los aplicadores de pesticidas están más expuestos, la absorción dérmica puede ocurrir como resultado de, derrames, derrame o rociado, al mezclar, cargar, desechar y / o limpieza, también frente a la exposición a grandes cantidades de residuos con plaguicidas. Ciertas áreas del cuerpo (tales como las áreas genitales y el canal auditivo) son más susceptibles a los pesticidas (17).

2.2. Exposición oral

La exposición oral de un pesticida generalmente surge por accidente, descuido o por razones intencionales, los casos más frecuentes de exposición oral accidental cuando los pesticidas fueron transferidos de su envase original etiquetado a una botella o recipiente de comida sin marcar, hay muchos casos en los que las personas se han envenenados por el consumo de pesticidas en botellas de refrescos o después de beber agua almacenada en botellas contaminadas con plaguicidas (18).

2.3. Exposición respiratoria

Debido a la presencia de componentes volátiles de los plaguicidas, su potencial para la exposición respiratoria es grande. Inhalación de cantidades suficientes de pesticidas pueden causar graves daños a la nariz, garganta y tejidos pulmonares. Sin embargo, el riesgo de exposición a plaguicidas es en general relativamente bajo cuando los plaguicidas se pulverizan en gotitas grandes con aplicación convencional del equipo. Sin embargo, si se utiliza equipo de bajo volumen para aplicar material, se incrementa el potencial de exposición respiratoria debido a la producción de pequeñas gotas (19).

3. SÍNDROMES TÓXICOS

El riesgo para la salud de la exposición a los pesticidas depende no sólo de la toxicidad de los ingredientes sino también en el nivel de exposición. Además, ciertas personas, como niños, mujeres embarazadas o las poblaciones envejecidas los efectos de los plaguicidas son más relevantes (20).

3.1. **Imidazolinona (Imazethapyr e imazaquin):** Según los estudios clínicos, indicaron asociaciones de dos herbicidas de imidazolinona (Imazethapyr e imazaquin) que producen cáncer de vejiga, cáncer de colon y cáncer de pulmón se relacionaron con imazethapyr, un heterocíclico, también muestran una asociación significativa con los tumores cerebrales (17).

3.2. **trans-nonachlor y hexaclorobenceno:** tienen efectos cognitivos a pesar de las crecientes pruebas que vinculan la exposición a plaguicidas con los efectos neurocomportamentales. En los niños informó un menor coeficiente intelectual, menor memoria del razonamiento perceptivo, en otras palabras, los niños expuestos a bajos niveles de plaguicidas afrontan deterioro cognitivo significativo más adelante en la vida (9).

3.3. **Organofosforados:** Afectan al sistema reproductivo masculino mediante mecanismos tales como la reducción de las actividades espermáticas (por ejemplo, recuentos, motilidad, viabilidad y densidad), Inhibición de la espermatogénesis, reducción del peso de los testículos, ADN espermático, y el aumento de la morfología anormal de los espermatozoides (9).

4. IMPLICACIONES PARA LA SALUD HUMANA

Las intoxicaciones crónicas por plaguicidas se pueden dar mediante las vías; oral, dérmica e inhalación de las partículas suspendidas en el aire de los tóxicos utilizados para eliminar las plagas, insectos o roedores en el hogar, en la comunidad y en las grandes plantaciones de sembríos; también se adquiere directamente mediante la ingestión de alimentos y agua potable, contaminados con diferentes mezclas de plaguicidas. Estas intoxicaciones conllevan a adquirir a largo plazo síndromes tóxicos como carcinogénicos, teratogénicos y mutagénicos (21).

4.1. Intoxicación aguda de plaguicidas

La intoxicación aguda por plaguicidas puede derivarse de una exposición intencional, ocupacional o accidental. Según los informes de los centros de control de envenenamiento en nuestro país Ecuador, los plaguicidas son responsables alrededor del 4% de las muertes por todos los tipos de intoxicación accidental. La mayoría de las intoxicaciones no intencionales proceden de causas ocupacionales, incluyen casos debidos al uso indebido o al almacenamiento de plaguicidas destinados a usos externos o control interno de plagas por parte de la población en general (22).

4.2. Intoxicación crónica de plaguicidas

La exposición a largo plazo a los plaguicidas se produce en los agricultores, en los usuarios profesionales de plaguicidas, en los residentes en las granjas o en las zonas rurales, en los familiares de los usuarios de plaguicidas y, en menor medida, en la población general mediante residuos en los alimentos y el agua; Sin embargo, la identificación de los compuestos y la extensión y fuente de exposición es difícil, particularmente en la agricultura, y la evidencia toxicológica. Además, la extrapolación de los datos actuales para evaluar las exposiciones pasadas, así como el riesgo asociado con un determinado plaguicida, es difícil ya que los ingredientes activos y las prácticas de aplicación difieren según los cultivos, la zona geográfica, el clima y el cambio con el tiempo. Esto es particularmente cierto en la población general donde los datos sobre la exposición y el monitoreo biológico son escasos si no están ausentes (23).

5. EXPOSICIÓN MEDIOAMBIENTAL

Los plaguicidas típicamente entran en los recursos hídricos a través de la deriva de pulverización, lixiviación y / o escorrentía. La deriva de pulverización es en gran parte una función de la tasa de aplicación y, por lo tanto, esta vía de contaminación se considera a través del índice de cantidad utilizado en el proceso de priorización. La capacidad de un pesticida para moverse con la fase acuosa (es decir, como resultado de escurrimiento o lixiviación), está fuertemente influenciada por las propiedades fisicoquímicas del plaguicida. Se han desarrollado dos índices para proporcionar una indicación relativa del potencial de un producto químico para moverse a través de lixiviación y escorrentía (24).

5.1. Prevención de plaguicidas

Tener un control más estricto de la aplicación y almacenamiento de los plaguicidas. El perfil de toxicología y eco toxicología de un plaguicida candidato es el resultado de un conjunto predefinido de pruebas de toxicidad que se requiere, para realizar la evaluación necesaria para autorizar su uso. La información requerida incluye toxicidad aguda (oral, inhalación, dérmica), irritación de la piel y de los ojos, sensibilización de la piel, toxicidad a corto plazo, mutagenicidad, toxicidad a largo plazo, carcinogenicidad, efectos sobre la reproducción (25).

En particular, la evaluación de la exposición de los operadores de plaguicidas forma parte integrante de la evaluación del riesgo, tanto para fines de evaluación reglamentaria como para la vigilancia posterior al registro del uso de plaguicidas. Los fabricantes pueden mejorar la seguridad de sus productos produciendo formulaciones más seguras (por ejemplo, gránulos o paquetes solubles) y proporcionando una guía fácil para el uso adecuado del producto. El proceso de registro fomenta la retirada del mercado de los compuestos que presentan mayor riesgo para los seres humanos o el medio ambiente (26).

5.2. Medidas de prevención

- Detectar lo antes posible cualquier efecto adverso específico sobre la salud que pudiera atribuirse a las exposiciones ocupacionales tomadas en cuenta.
- Detectar cualquier cambio significativo en el estado de salud que pueda comprometer la capacidad de continuar el trabajo asignado, deteriorar aún más la salud del trabajador si continúa y revelar cualquier aumento de la susceptibilidad a las condiciones de exposición relacionadas con el trabajo.
- Especialmente en los países en desarrollo, los plaguicidas representan los niveles más altos de riesgo para la salud de los seres humanos, los animales y el medio ambiente. Las actividades fundamentales para la prevención de riesgos son la información, la capacitación y la educación. Estas actividades deben ser priorizadas en el ámbito agrícola, pero, lamentablemente, en la actualidad las estructuras de atención de la salud en la agricultura carecen tanto en los países en desarrollo como en los desarrollados (27).

6. CONCLUSIÓNES

Mediante esta investigación científica se ha concluido que las intoxicaciones más comunes provocadas por plaguicidas se deben al desconocimiento de las causas y efectos de las sustancias tóxicas, los mismos que son de fácil acceso y manipulación así mismo son indispensables para controlar las plagas en la agricultura y en el hogar, una vez terminado el trabajo se llegó a las siguientes conclusiones:

- Una de la clasificación de los plaguicidas son los herbicidas los mismos que contienen sustancias muy toxicas como la imidazolinona que es muy vulnerable al lavado por las aguas de lluvia las mismas que son utilizadas para el riego de cultivos de tal manera que si se administra mediante la ingestión al organismo se va adquiriendo una intoxicación crónica lo cual produce síndromes carcinogénicos como; cáncer de vejiga, cáncer de colon, cáncer de pulmón y también se relacionaron con los tumores cerebrales.
- El Paraquat también es una de las sustancias altamente toxicas que son capases de producir síndromes teratogénicos como ulceraciones bucofaríngeas y en ocasiones perforaciones esofágicas y mediastinitis, de tal manera que se debe manipular y aplicar con las debidas medidas de seguridad que indica el inserto del producto.
- La posibilidad de adquirir síndromes tóxicos como mutagénicos, carcinogénicos y teratogénicos de manera

espontánea es la continua exposición a los plaguicidas adquiriendo la dosis crónica y en algunos casos agudos.

- Entre los tóxicos de mayor interés está el dibromuro de etilo, es altamente peligroso en dosis altas, que tiene la capacidad de producir síndromes mutagénicos, afectando al sistema nervioso central, respiratorio y problemas gastrointestinales.
- Las intoxicaciones por plaguicidas son enfermedades silenciosas de tal manera que las personas que manipulan constantemente estos tipos de tóxicos deben acudir constantemente al médico para detectar o descartar posibles intoxicaciones, porque a mayores niveles de resistencia socavará la eficacia de la terapia con antibióticos. Aunque está claro que no podemos permitirnos una vida sin el uso de plaguicidas para el control de plagas, debemos mantener un equilibrio y un uso cada vez más juicioso de estas sustancias toxicas.
- en el blog titulado como *plaguicidastmaritzachuchuca.blogspot.com* encontraremos más información sobre los plaguicidas y sus efectos tóxicos.

BIBLIOGRAFÍA

(1) L. BENÍTEZ-DÍAZ, Pedro; MIRANDA-CONTRERAS, Leticia Revista Internacional de Contaminación Ambiental, vol. 29, septiembre, 2013, pp. 7-23.

(2) A. Puerto Rodríguez, Asela M.; Suárez Tamayo, Susana; Palacio Estrada, Daniel E. Revista Cubana de Higiene y Epidemiología, vol. 52, núm. 3, septiembre-diciembre, 2014, pp. 372-387.

(3) Osei Akoto, John Oppong-Otoo, Paul Osei-Fosu CHEMOSPHERE vol. 132, 2015, pp. 193-199.

(4) Guerra Cepena, Eulises; Pérez Cala, Armando Ernesto; Fuentes Isac, Ramiro; Carmenaty Campos, Norberto MEDISAN, vol. 17, núm. 11, 2013.

(5) Altamirano, J.E; Franco, R.; Bovi Miltre, M.G Revista de Toxicología, vol. 21, núm. 2-3, 2004, pp. 98-102.

(6) Silvar, S.; García-González, C. Rev. Acsess Digital Library. 2016, vol. 56, 3100-3111.

(7) Beleño H, Ricardo; Quijano P, Alfonso; Meléndez G, Iván Revista MVZ Córdoba, vol. 18, 2013, pp. 3731-3737.

(8) Varona, Marcela; Cárdenas, Omayda; Crane, Cecilia; Rocha, Sandra; Cuervo, Giselle; Vargas, Jaime Biomédica, vol. 23, núm. 2, junio, 2003, pp. 141-152.

(9) Der Parsehian, Susana Revista Del Hospital Materno Infantil Ramón Sardá, vol. 27, núm. 2, 2008, pp. 70-78.

(10) Varona, Marcela; Henao, Gloria; Lancheros, Angélica; Murcia, Álix; Díaz, Sonia; Morato, Rocío; Morales, Ligia; Revelo, Dyva; de Segurado, Patricia Biomédica, vol. 27, núm. 3, septiembre, 2007, pp. 400-409.

(11) Berrocal, Alfredo M.; Blas, Raúl H.; Flores, Joel; Siles, María A Revista Colombiana de Biotecnología, vol. XV, núm. 1, enero-junio, 2013, pp. 17-27.

(12) Sara Mostafalou, Mohammad Abdollahi, Toxicology and Applied Pharmacology (2013), pp. 6-65.

(13) VILLAAMIL LEPORI, Edda C.; BOVI MITRE, Graciela; NASSETTA, Mirtha Revista Internacional de Contaminación Ambiental, vol. 29, septiembre, 2013, pp. 25-43.

(14) VALENCIA-QUINTANA, Rafael; SÁNCHEZ ALARCÓN, Juana; GÓMEZ-ARRROYO, Sandra; CORTÉS ESLAVA, Josefina; WALISZEWSKI, Stefan M.; FERNÁNDEZ, Socorro; VILLALOBOSPIETRINI, Rafael Revista Internacional de Contaminación Ambiental, vol. 29, septiembre, 2013, pp. 133-157.

(15) BENÍTEZ-DÍAZ, Pedro; MIRANDA-CONTRERAS, Leticia. Revista Internacional de Contaminación Ambiental, vol. 29, septiembre, 2013, pp. 7-23.

(16) Varona, Marcela E.; Tolosa, Jorge E.; Cárdenas, Omayda; Torres, Carlos H.; Pardo, Darío; Carrasquilla, Gabriel; Frumkin, Howard, Biomédica, vol. 25, núm. 3, septiembre, 2005, pp. 377-389.

(17) James Michael Dabrowski, Justinus Madimetja Shadung, Victor Wepener, Environment International, vol. 62, 2014, pp. 31-40.

(18) LG Costa, University of Washington, Seattle, WA, USA M Aschner, Vanderbilt University Medical Center, Nashville, TN, USA, Reference Module in Biomedical Research, 2014, pp. 1-9.

(19) Carmen Freirea, Sergio Koifmana, nternational Journal of Hygiene and Environmental Health 2013, vol. 216, pp. 445-460.

(20) Laurence Gamet-Payrastre, Céline Lukowicz Pratiques psychologiques 2017, pp. 2-7.

(21) Karam, Miguel Ángel; Ramírez, Guadalupe; Bustamante Montes, L. Patricia; Galván, Juan Manuel, Ciencia Ergo Sum, vol. 11, núm. 3, noviembre, 2004, pp. 246-254.

(22) González Valiente, María Luisa; Capote Marrero, Belina; Rodríguez Durán, Enma, Revista Cubana de Higiene y Epidemiología, vol. 39, núm. 2, 2001, pp. 136-143.

(23) García-González, C.; Silvar, S. Rev. Scientia Horticulturae. 2017, vol. 218, 249-257.

(24) Tobón-Marulanda, Flor Á.; López-Giraldo, Luís A.; Paniagua-Suárez, Ramón E. Revista de Salud Pública, vol. 12, núm. 2, abril, 2010, pp. 300-307.

(25) Cortés-Genchi, Pedro; Villegas-Arrizón, Ascencio; Aguilar-Madrid, Guadalupe; PazRomán, María del Pilar; Maruris-Reducindo, Mireya; Juárez-Pérez, Cuauhtémoc Arturo, Revista Médica del Instituto Mexicano del Seguro Social, vol. 46, núm. 2, 2008, pp. 145152.

(26) Ayala-Armijos, J.; García-González, C.; Sánchez-Prado, R.; Girón-Vélez, Y.; Espinoza-Ramos, W. Rev. Ciencia UNEMI. 2016, vol. 9, 85-92.

(27) Orta Arrazcaeta, Lissette CONTAMINACIÓN DE LAS AGUAS POR PLAGUICIDAS QUÍMICOS Fitosanidad, vol. 6, núm. 3, septiembre, 2002, pp. 55-62.

ANEXOS

ANEXO 1.

CLASIFICACIÓN TOXICOLÓGICA DE LOS INGREDIENTES ACTIVOS QUE CONTIENEN LOS PLAGUICIDAS

CATEGORÍA TOXICOLÓGICA Ia EXTREMADAMENTE PELIGROSOS			
INGREDIENTE ACTIVO	**DL_{50} mg/kg**	**ESTADO FISICO**	**RUTA**
ACROLEINA	29	L	O
ALACLOR	930	S	O
BROOIFACOUMA	0,3	S	O
BROMAOIOLONA	1,12	S	O
BROMETALIN	2	S	O
CALCIO CIANIDA	39	S	O
CLORFENVINFOS	10	L	O
CLORMEFOS	7	L	O
CLOROFACINONA	3,1	S	O
CLORTIOFOS	9,1	L	O
CUOMAFOS	7,1	L	O
CICLOHEXIMIDA	2	S	O
DIBROMOCLOROPROPAN	170	L	O
DIFENACUM	1,8	S	O
DIFETIALONA	0,56	S	O
DIMEFOX	1	L	O
DIFACINONA	2,3	S	O
DISULFOTON	2,6	L	O
ETOPROP	26	L	D
ETOPROFOS	26	L	D
ETILTIOMETON	2,6	L	O
FENAMIFOS	15	L	O
FENSULFOTION	3,5	L	O
FLOCOUMA	0,25	S	O
FEN	8	L	O
FONOFOS	2	L	O
FOSFOLAN	9	L	O
FOSFAMIOON	7	L	O
FLUORO-ACETATO DE	0,2	S	O
MEFOSFOLAN	9	L	O
MERCAPTOFOS	0,25	L	O
METAFOS	14	L	O
MEVINFOS	4	L	D
NITROFEN	3 000	S	O
PROTOATO	8	L	O
SCRADAN	9	L	O
SCILLIROSIDA	0,5	S	O
SULFOTEP	5	L	O

TERBUFOS	2	L	O
TIOFOS	13	L	O
TIONAZIN	11	L	O

Tbla 1. *Principios activos que contienen los plaguicidas extremadamente peligrosos* (6).

ANEXO 2.

CATEGORÍA TOXICOLÓGICA Ib ALTAMENTE PELIGROSO			
INGREDIENTE ACTIVO	**DL_{50} mg/kg**	**ESTADO FISICO**	**RUTA**
ACROLEINA	29	L	O
ALACLOR	930	S	O
BROOIFACOUMA	0,3	S	O
BROMAOIOLONA	1,12	S	O
BROMETALIN	2	S	O
CALCIO CIANIDA	39	S	O
CLORFENVINFOS	10	L	O
CLORMEFOS	7	L	O
CLOROFACINONA	3,1	S	O
CLORTIOFOS	9,1	L	O
CUOMAFOS	7,1	L	O
CICLOHEXIMIDA	2	S	O
DIBROMOCLOROPROPAN	170	L	O
DIFENACUM	1,8	S	O
DIFETIALONA	0,56	S	O
DIMEFOX	1	L	O
DIFACINONA	2,3	S	O
DISULFOTON	2,6	L	O
ETOPROP	26	L	D
ETOPROFOS	26	L	D
ETILTIOMETON	2,6	L	O
FENAMIFOS	15	L	O
FENSULFOTION	3,5	L	O
FLOCOUMA	0,25	S	O
FEN	8	L	O
FONOFOS	2	L	O
FOSFOLAN	9	L	O
FOSFAMIOON	7	L	O
FLUORO-ACETATO DE	0,2	S	O
MEFOSFOLAN	9	L	O
MERCAPTOFOS	0,25	L	O
METAFOS	14	L	O
MEVINFOS	4	L	D
NITROFEN	3 000	S	O
PROTOATO	8	L	O

SCRADAN	9	L	O
SCILLIROSIDA	0,5	S	O
SULFOTEP	5	L	O
TERBUFOS	2	L	O
TIOFOS	13	L	O
TIONAZIN	11	L	O
MONOCROTOFOS	14	S	O
MPP	271		D
NICOTINA	50	L	D
OMETOATO	50	L	O
OXAMIL	6	L	O
OXIOEMETON-METIL	65	S	O
OXIOEPROFOS	105	L	O
PIRIMIFOS ETIL	140	L	O
PROPAFOS	70	L	O
PROPETAMFOS	106	L	O
SODIO CIANIDA	6	L	O
SULFATO DE TALIO	11	S	O
TEFLUTRIN	22	S	O
TIOFANOX	8	S	O
TIOMETON	120	S	O
TIOXAMIL	6	Aceite	O
TRIAMIFOS	20	S	O
TRIAZOFOS	82	S	O
TRIAZOTION	12	L	O
VAMIOOTION	103	S	O
WARFARINA	10	L	O
		S	

Tbla 2. *Principios activos que contienen los plaguicidas altamente peligroso* (9).

ANEXO 3.

CATEGORÍA TOXICOLÓGICA II MODERAMENTE PELIGROSOS			
INGREDIENTE ACTIVO	**DL_{50} mg/kg**	**ESTADO FISICO**	**RUTA**
ALANICARB	330	S	O
ALLIDOCLOR	700	L	O
ANILOFOS	472	S	O
AZACONAZOL	308	S	O
AZOCICLOTIN	80	S	O
BENDIOCARB	55	S	O
BENSULIDE	270	L	O
BENZOFOS	120	L	O
BIFETRIN	55	S	O
BILANOFOS	268	S	O

BINAPACRIL	421	S	O
BIOALLETRIN	700	L	O
BISTIOSEMI	150	S	O
BPMC	620	S	O
BROMOXINIL	190	S	O
BRONOPOL	200	S	O
BUFENCARB	87	S	O
BUTAMIFOS	630	L	O
BUTENACLOR	1630	L	O
BUTILAMINA	380	L	O
CAMFECLOR	80	S	O
CARBARIL	300	S	O
CARBOSULFAN	250	L	O
CARTAP	325	S	O
CLORALOSE	400	S	O
CLORFONIUM	178	S	O
CLORPIRIFOS	135	S	O
CLOMAZONA	1 369	L	O
CIANAZINA	288	S	O
CIANOFENFOS	89	S	O
CIANOFOS	610	L	O
CYAP CIFLUTRIN	610	L	O
CIFLUTRIN BETA	250	S	O
CIHALOTRINA	450	S	O
CIHALOTRINA LAMBDA	144	Aceite	O
CYP	56	S	O
CIPERMETRINA	89	S	O
CIPERMETRINA ALFA	250	S	O
CIPERMETRINA BETA	79	S	O
CIFENOTRIN (1 R)ISOMERO	166	L	O
CIPROFURAM	318	L	O
2,4 D	174	S	O
DELTAMETRIN	375	S	O
DIALIFOR	135	S	O
DIALIFOS	145	S	D
DI-ALLATE	145	S	D
DIAZINON	395	L	O
DIBROM	300	L	O
DICLOFENTION	430	L	O
DIFENZOQUAT	270	L	O
DIMETOATO	470	S	O
	150	S	O
	140	S	O

Tbla 3. *Principios activos que contienen los plaguicidas moderadamente peligrosos* (9).

ANEXO 4.

CATEGORÍA TOXICOLÓGICA III LIGERAMENTE PELIGROSOS			
INGREDIENTE ACTIVO	**DL_{50} mg/kg**	**ESTADO FISICO**	**RUTA**
ACEFATO	945	S	O
ACETOCLOR	2950	L	O
ACIDO CLOROACETICO	650	S	O
ACIFLUORFEN	1 370	S	
ALLETRINA	685	Aceite	O
AMETRINA	1 110	S	O
AMITRAZ	800	S	
AZAMETIFOS	1 010	S	O
BARBAN	1 300	S	O
BENSULTAP	1 100	S	O
BENTAZON	1 100	S	
BENZTIAZURON	1 280	S	O
BROMOFENOXIM	1 217	S	O
BROMOFOS	1 600	S	
BUTIDAZOL	1 480	S	O
CLORFENAC	575	S	O
CLORFENETOL	930	S	
CLORFENSON	2 000	S	O
CLORMEOUAT	670	S	O
CLOROBENZILATO	700	S	O
CLORTIAMIDA	757	S	
CLOFOP	1 208	L	O
CRUFOMATO	770	S	O
CICLOATO	2 000	L	
CIHEXATIN	540	S	O
CIMOXANIL	1 196	S	O
CIPROCONAZOL	1 020	S	O
DAZOMET	640	S	
DESMETRINA	1 390	S	O
DICAMBA	1 707	S	O
DICLONE	1 300	S	
DICLORMID	2 080	L	O
DICLOROBENZENO	500-5 000	S	O
DICLORFEN	1 250	S	O
DICLORPROP	800	S	
DICLOFOP	565	S	O
DICOFOL	690	S	O
DIENOCLOR	3 160	S	
DIETIL TOLUAMIDA	2 000	L	O
DIFECONAZOL	1 453	S	O
DIMEPIPERATO	946	S	
DIMETACLORO	1 600	S	O
DIMETAMETRINA	3 000	L	O
DIMETIPIN	1 180	S	

DINICONAZOL	639	S	O
DINOCAP	980	S	O
DISUL	730	S	O
DITIANON	640	S	O
DODINE	1000	S	O
ESPROCARB	2000	L	O
ETACELASIL	2065	L	O
ET ACONAZOL	1 340	L	O
ETOHEXADIOL	2400	L	O
ETRIDIAZOL	2000	L	O
FENSON	1 550	S	O
FENOTIOCARB	1 150	S	O
FENPROPIDIN	1 440	S	O
FENTIAPROP	915	S	O
FERIMAZONA	725	S	O
FLAMPROP	1 210	S	O
FLUCLORALIN	1 550	S	O
FLOROGLICOFEN	1500	S	O
FLURPRIMIDOL	700	S	O
FLUSILAZOL	1 110	S	O
FLUTRIAFOL	1 140	S	O
FOMESAFEN	1250	S	O
FOSALONA	120	L	O
FUBERIDAZOL	1 100	S	O
FURALAXIL	940	S	O
GLUFOSINATO	1 625	S	O
HEPTOPARGIL	2100	L	O
HEXAZINONA	1690	S	O
HIDRAMETILNON	1 200	S	O
HIDROXIDO DE COBRE	1000	S	O
IPROBENFOS	600	S	O
ISOPROTIOLAN	1 190	S	O
ISOURON	630	S	O
ISOXAPIRIFOP	500	S	O
KELTHANE	690	S	O
MALATHION	2100	L	O
MCPA	700	S	O
MCPA TIOETIL	790	S	O
MCPB	680	S	O
MECOPROP	930	S	O
MECROPOP-P	1050	S	O
MEFLUDIDE	1920	S	O
MENAZON	1 950	S	O
MEPIQUAT	1 490	S	O
METALAXIL	670	S	O
METCONAZOL	660	S	O
METAZOL	4543	S	O
METOLACLOR	2780	L	O
MICLOBUTANIL	1600	S	O
NITRAPIRIN	1072	S	O
NUARIMOL	1250	S	O
OCTILINONA	1 470	S	O
OXADIXIL	1 860	S	O

OXICLORURO DE COBRE	1 440	S	O
PACLOBUTRAZOL	1 300	S	O
PENDIMETALIN	1 050	S	O
PERFLUIDONE	920	S	O
PIPROCTANIL	820	S	O
PIRIMIFOS METIL	2 018	L	O
PROCLORAZ	1 600	S	O
PROPACLOR	1 500	S	O
PROPANIL	1 400	S	O
PROPARGITE	2 200	L	O
PIRAZOXIFEN	1 644	S	O
PIRIDABEN	820	S	O
PIRIDAFENTION	769	S	O
PIRIDATO	2 000	S	O
PIRIFENOX	2 900	L	O
QUINOCLAMINA	1 360	S	O
QUIZALOFOP	1 670	S	O
SESAMEX	2 000	L	O
SETOXIDIM	3 200	L	D
SIMETRIN	1 830	S	D
SULFLURAMID	543	S	O
SULFOXIDE	2 000	L	O
TEBUTIURON	644	S	O
TIRAM	560	S	O
TRALKOXIDIM	934	S	O
TRIADIMEFON	602	S	O
TRIADIMENOL	900	S	O
TRI-ALLATE	2 165	L	O
TRICLORFON	560	S	O
TRICLOPIR	710	S	O
TRIDIFANE	1 740	S	O
TRIFENMORF	1 400	S	O
TRIFLUMIZOL	695	S	D
UNICONAZOL	1 790	S	O
XMC	542	S	O
ZIRAM	1 400	S	

Tbla 4. *Principios activos que contienen los plaguicidas ligeramente peligrosos* (7).

ANEXO 5.

CATEGORÍA TOXICOLÓGICA IV NO PRESENTAN RIESGOS EN CONDICIONES NORMALES			
INGREDIENTE ACTIVO	**DL_{50} mg/kg**	**ESTADO FISICO**	**RUTA**
ACIDO GIBERELICO	10 000	S	O
ACLONIFEN	5 000	S	O
ACRINATRIN	5 000	S	O
ALLOXIDIM	2 260	S	O
AMITROL	5 000	S	O
ANCYMIDOL	4 500	S	O
ANILAZINA	2 710	S	O
ANTRAOUINONA	5 000	S	O
ASULAM	4 000	S	O
ATRAZINA	2 000	S	O
AZADIRACTINA	5 000	S	O
AZIPROTRINA	3 600	S	O
AZUFRE	3 000	S	O
BACI LLUS	5 000	S	O
BENALAXIL	4 200	S	O
BENAZOLIN	3 200	S	O
BENFLURALIN	10 000	S	O
BENFURESATE	2 031	S	O
BENODANIL	6 400	S	O
BENOMIL	10 000	S	O
BENOXACOR	5 000	S	D
BENSULFURON	5 000	S	D
BENZOXIMATE	10 000	S	O
BIFENOX	6 400	S	O
BIORESMETRINA	7 000	L	O
BIFENIL	3 280	S	O
BITERT ANOL	5 000	S	O
BROMACIL	5 200	S	O
BROMOBUTIDA	5 000	S	O
BROMOCICLEN	10 000	S	O
BROMOPROPI LATO	5 000	S	O
BUPIRIMATO	4 000	S	O
BUPROFEZIN	2 200	S	O
BUTACLOR	3 300	L	O
BUTIOBATE	3 200	L	O
BUTOPIRONOXIL	7 840	L	D
BUTRALIN	10 000	S	O
BUTURON	3 000	S	O
BUTILATO	4 000	L	O
CAPTAN	9 000	S	O
CARBENDAZIM	10 000	S	O
CARBETAMIDA	10 000	S	O
CARBOXIN	3 820	S	O
CLOMETOXIFEN	10 000	S	O
CLORAMBEN	5 260	S	O

CLORBROMURON	5 000	S	O
CLORBUFAM	2 500	S	O
CLORFLUAZURON	8 500	S	O
CLORFLURENOL	10 000	S	O
CLORIDAZON	2 420	S	O
CLORIMURON	4 102	S	O
CLORNITROFEN	10 000	S	O
CLORMETIURON	2 500	S	O
CLORONEB	10 000	S	O
CLOROPROPILATO	5 000	S	O
CLOROTALONIL	10 000	S	O
CLOROTOLURON	10 000	S	O
CLOROXURON	3 000	S	O
CLORFOXIM	2 500	S	O
CLORPROFAN	5 000	S	O
CLORSULFURON	5 545	S	O
CLOZOLINATE	4 000	S	O
CINMETILIN	3 960	L	O
CINOSULFURON	5 000	S	O
CLOFENTEZINA	5 200	S	O
CLOMEPROP	5 000	S	D
CLOPIRALID	4 300	S	D
CLOXIFONAC	5 000	S	O
CREDAZINA	3 090	S	O
CRIOLITA	10 000	S	O
CICLOPROTRIN	5 000	L	O
CICLOXIDIM	3 900	S	O
CICLURON	2 600	S	O
CIOMETRINIL	2 277	S	O
CIROMAZINA	3 300	S	O
DAIMURON	5 000	S	O
DALAPON	9 330	S	O
DAMINOZIDA	8 400	S	O
DESMEDIFAN	9 600	S	O
DIAFENTIURON	2 068	S	O
DICLOBENIL	3 160	S	D
DICLOFLUANID	5 000	S	O
DICLOBUTRAZOL	4 000	S	O
DICLOMEZINA	10 000	S	O
DICLORAN	4 000	S	O
DIETATIL	2 300	S	O
DIETOFENCARB	5 000	S	O
DIFENOXURON	7 750	S	O
DIFLUBENZURON	4 640	S	O
DIFLUFENICAN	2 000	S	O
DIKEGULAC	10 000	S	O
DIMEFURON	2 000	S	O
DIMETIRIMOL	2 350	S	O
DIMETOMORF	5 000	S	O
DINITRAMINA	3 000	S	O

DIPROPETRIN	4 050	S	O
DITALMIFOS	5 660	S	O
DIURON	3 400	S	O
DODEMORF	4 500	L	O
EGLINAZINA	10 000	S	O
ET ALFLU RALI N	10 000	S	O
ETEFON	4 000	S	O
ETIDIMURON	5 000	S	O
ETIRIMOL	6 340	S	O
ETOFUMESATO	6 400	S	O
ETOFENPROX	10 000	S	O
FENARIMOL	2 500	S	O
FENBUTATIN OXIDO	2 630	S	O
FENCLORAZOL	5 000	S	O
FENCLORIM	5 000	S	O
FENFURAM	10 000	S	O
FENITROPAN	3 230	S	O
FENOXAPROP-ETIL	2 350	S	O
FENOXICARB	10 000	S	O
FENPICLONIL	5 000	S	O
FENPROPIMORF	3 515	Aceite	D
FENISOFAM	4 000	S	D
FENMEDIFAM	8 000	S	O
FENOTRIN	5 000	L	O
FOSDIFEN	6 200	L	O
FTALIDE	10 000	S	O
FENURON	6 400	S	O
FERBAM	10 000	S	O
FLUAZIFOP	3 330	L	O
FLUBENZIMINA	3 000	S	O
FLUCICLOXURON	5 000	S	O
FLUFENOXURON	3 000	S	O
FLUMETRALIN	5 000	S	O
FLUMETSULAM	5 000	S	O
FLUMETURON	8 000	S	O
FLUORODIFEN	9 000	S	D
FLUOROMIDA	10 000	S	O
FLUOTRIMAZOL	5 000	S	O
FLUPROPANATE	10 000	S	O
FLURENOL	5 000	S	O
FLURIDONA	10 000	S	O
FLUROCLORIDONA	4 000	S	O
FLUTIACET	4 000	S	O
FLUROXIPIR	5 000	S	O
FLUTOLANIL	10 000	S	O
FOLPET	10 000	S	O
FOSAMINA	2 400	S	O
FOSETIL	5 800	S	O
FURMECICLOX	3 780	S	O
GLIFOSATO	4 230	S	O
GLIFOSINA	3 920	S	O
HEXACONAZOL	2 180	S	O

TERBUTRINA	2 400	S	O
TETRACLORVINFOS	4 000	S	O
TETRADIFON	10 000	S	O
TETRAMETRINA	5 000	S	O
TETRASUL	6 810	S	O
TIABENDAZOL	3 330	S	O
TIDIAZURON	4 000	S	O
TIFENSULFURON	5 000	S	O
TIOFANATO	10 000	S	O
TIOFANATO METIL	6 000	S	O
TIOCARBAZIL	10 000	L	O
TOLIFLUANIDA	5 000	S	O
TRANSFLUTRIN	5 000	S	O
TRIASULFURON	5 000	S	O
TRIBENURON	5 000	S	O
TRICLAMIDA	5 000	S	O
TRIETAZINA	2 830	S	O
TRIFLURINA	10 000	S	O
TRIFLUMURON	5 000	S	O
TRIFORINA	6 000	S	O
TRITICONAZOL	2 000	S	D
UNICONAZOL	1 790	S	D
VALIDAMICIN	10 000	S	O
VINCLOZOLIN	10 000	S	O
ZINEB	5 000	S	O

Tbla 5. *Principios activos de plaguicidas que no presentan riesgos en condiciones normales* (8).

ANEXO 6.

Blogger sobre plaguicidas.

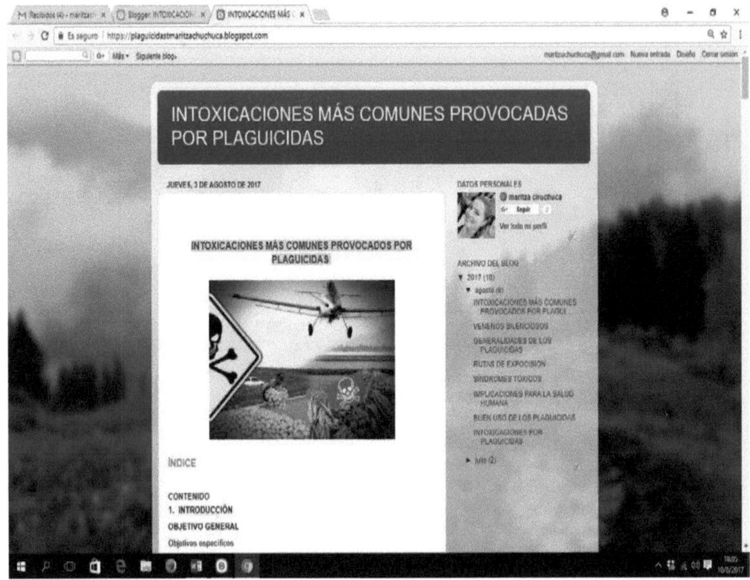

https://plaguicidastmaritzachuchuca.blogspot.com/

ANEXO 7.

Insecticida más utilizado en nuestro medio (DDT).

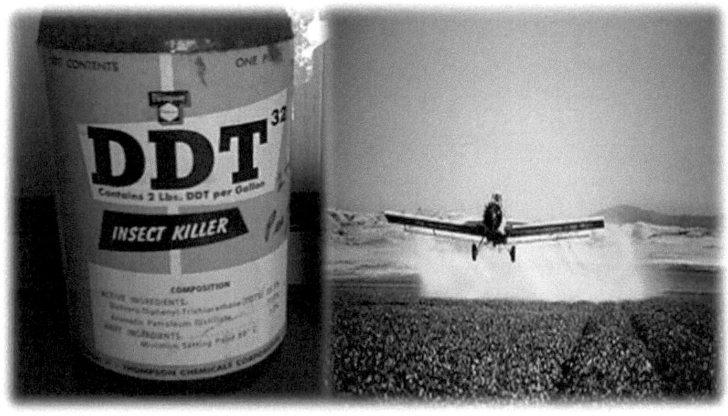

Dicloro difenil tricloroetano; *aplicado en el control de plagas para todo tipo de cultivos.*

ANEXO 8.

Insecticida dibromuro de etileno

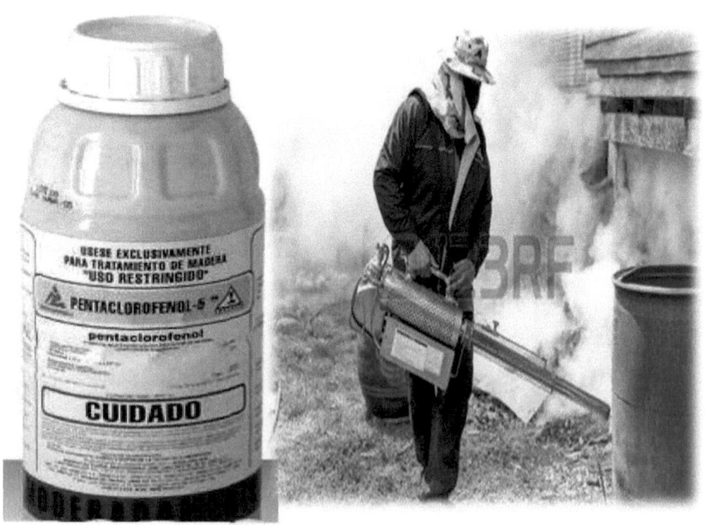

Fumigante *para controlar plagas del suelo, graneros, bodegas y casas.*

ANEXO 9.

Herbicida Paraquat

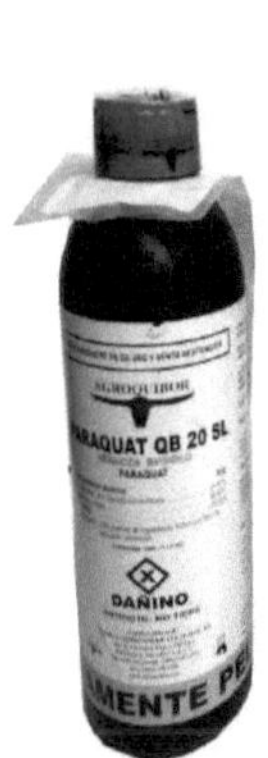

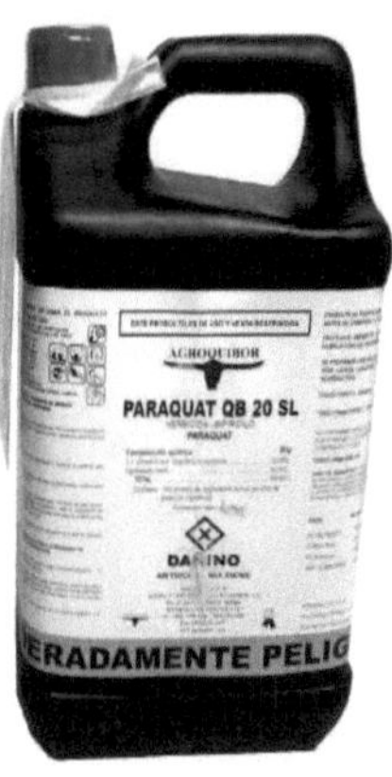

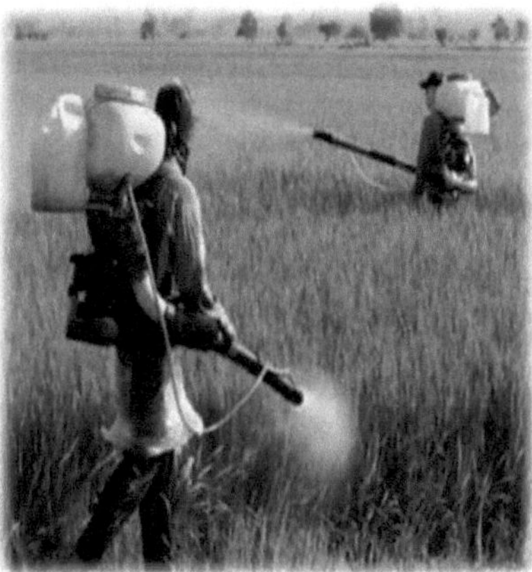

Herbicida; *utilizado para preparar la tierra para plantar o para controlar malas hierbas.*

ANEXO 10.

Herbicida aminamont

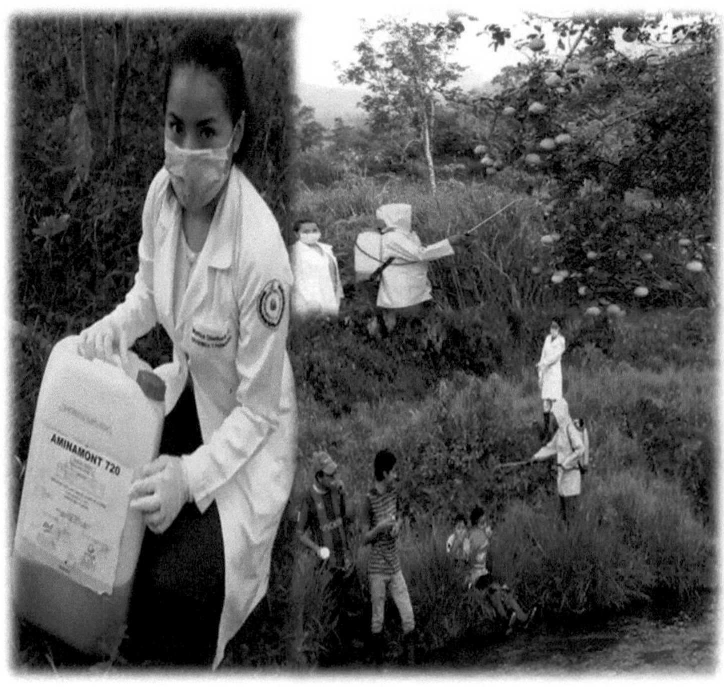

Contiene como principio activo amina 720 g/l; Es fácilmente absorbido por las hojas y las raíces que causan anomalías en el crecimiento y la estructura de la planta con subsecuente necrosis.

ANEXO 11.

Herbicida Glyphosate isopropylamine

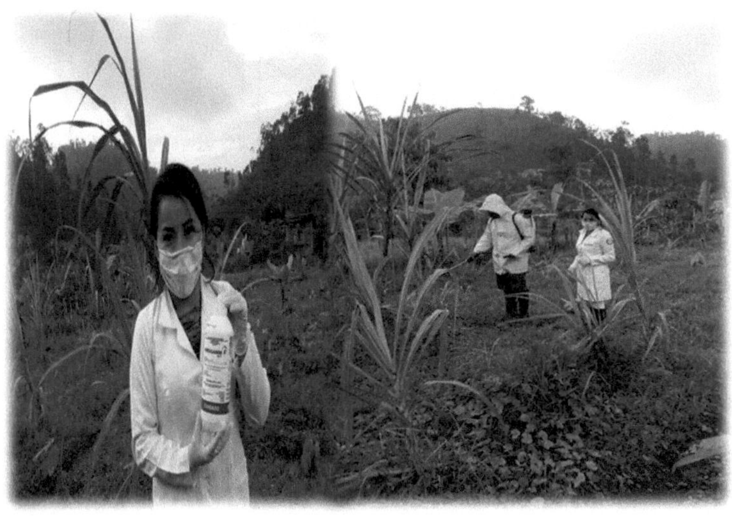

Contiene como principio activo el Glifosato 480 g/l; utilizado para eliminar las hierbas malas de los cultivos.

ANEXO 12.

Herbicida Hervax Inmonte

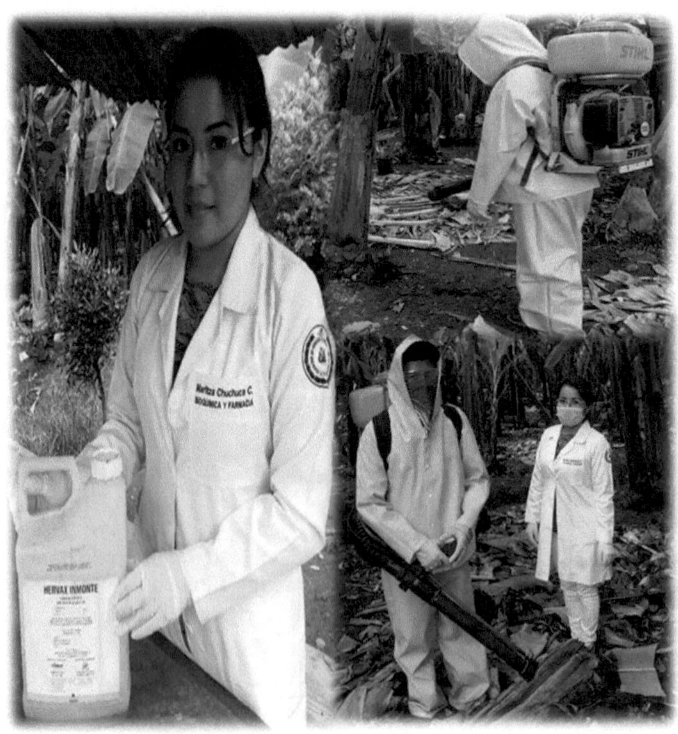

Paraquat 200 g/l; utilizado para el control de una amplia variedad de malas hierbas (plantas no deseadas).

ANEXO 13.

Insecticida Agrin

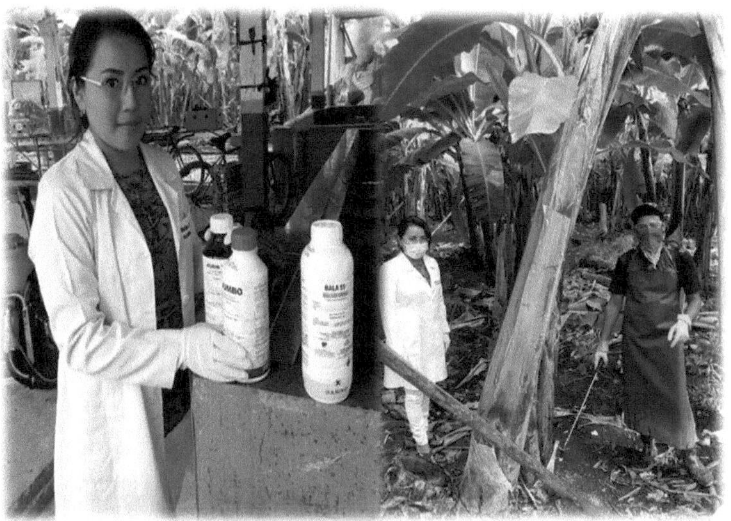

Cypermethrin 250.00 g/l; Se considera un insecticida eficaz contra una amplia gama de plagas en agricultura, salud pública y ganadería.

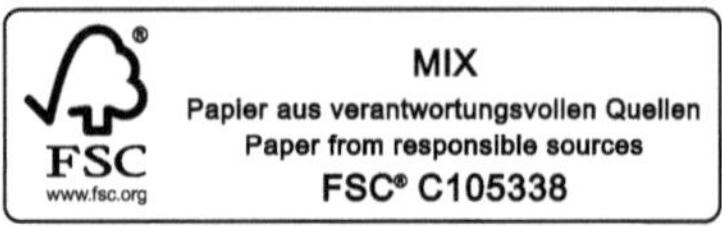

Printed by Books on Demand GmbH, Norderstedt / Germany